# EXTRAITS
DES
## *EXPÉRIENCES*
DU
## SOUFRE D'OR
## DE STAHL,
SUR DIVERSES MALADIES.

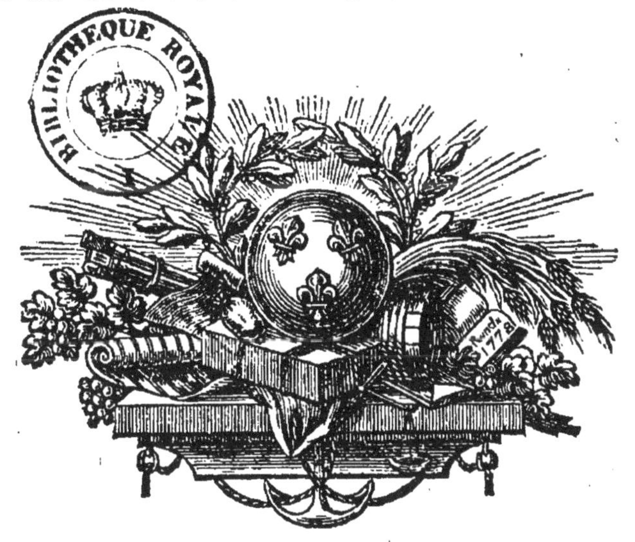




A PARIS,

1789.

# SOUFRE D'OR DE STHAL;

PRÉSENTÉ AU PUBLIC

*PAR*

Le Sieur LE BARBIER DE WEYLAND, petit-Fils de M. STAHL.

PROPRIÉTÉS DU SOUFRE D'OR.

OBSERVATIONS.

MANIERE DE S'EN SERVIR.

RÉGIME.

RÉSUMÉ.

ET PIECES JUSTIFICATIVES.

# SOUFRE D'OR DE STAHL,



## PRÉSENTÉ AU PUBLIC.

Le ſieur le Barbier de Weyland, ancien Aide-de-Camp de M. le Comte D*** de M***, Lieutenant-Général des Armées du Roi, &c. a penſé qu'il ſerviroit encore mieux ſa Patrie en reprenant le cours d'une ſcience dont l'humanité trouveroit plus de ſecours. Le célèbre Stahl de Weyland ſon aïeul, Profeſſeur & Démonſtrateur Royal en Chymie, Conſeiller d'Etat, premier Médecin de Fréderic Ier, Roi de Pruſſe, ſi renommé dans les Annales de la Chymie & de la Médecine, lui ayant laiſſé ſes manuſcrits, il a puiſé dedans la maniere de préparer le Soufre d'Or, agent capable de rendre à la Société ſouffrante la ſanté & le bonheur.

La ſanté, parce qu'il eſt l'unique qui déſobſtrue ſubitement toutes eſpeces d'engorgemens qui occaſionnent des maladies très-affligeantes.

Le bonheur, parce qu'il rappelle à la ſanté d'une maniere permanente & durable.

## PROPRIÉTÉS DU SOUFRE D'OR.

M. Stahl, inventeur de cet agent, l'a employé avec le plus grand succès dans les maladies suivantes. On verra par les Observations ci-après, que des Gens de l'Art très-connus en ont obtenu des cures aussi surprenantes que celles opérées par ce célèbre Médecin, surtout dans toutes celles qui ont pour cause l'épaississement de la lymphe.

1°.

Les maladies métalliques, accidens causés par la fonte des métaux, colique de plomb; les tremblemens de nerfs & la paralysie des Doreurs sur métaux; les Etameurs de glace; les Constructeurs de barometres, les Chapeliers, les Orfévres, les Fondeurs de cloches, & généralement de toutes personnes exposées à l'évaporation du mercure & à la vapeur des métaux.

2°.

Les maladies de la Peau, comme le pian, la teigne, les galles, les dartres de toutes especes.

3°.

Les affections scrophuleuses, dites écrouelles, fistuleuses; les ulceres carcinomateux; les maux de jambes rebelles, &c.

4°.

Les maladies syphillitiques, invétérées, &c. scorbutiques, hémorroïdales, telles qu'elles puissent être, même les accidens occasionnés par une mauvaise administration du mercure.

5°.

La paralyſie, les humeurs œdémateuſes, engorgemens des glandes, oſtéocope ( douleurs dans les membres ) ; gouttes-ſciatiques-rhumatiſmales ; les laits répandus ; les engorgemens, tant internes qu'externes.

6°.

M. Langlois, Médecin de la Faculté de Médecine de Paris, a guéri un nombre conſidérable d'enfans attaqués de la coqueluche, ce qui lui a fait donner le ſurnom de Médecin de la coqueluche.

Telles ſont les maladies dont la ſolution s'opere d'une maniere prompte, ſûre & ſalutaire par le Soufre d'Or, & dont le ſimple énoncé ſuffit ſans doute pour lui mériter déſormais la confiance publique, l'accueil & l'empreſſement des Gens de l'Art.

La vertu de cet agent eſt d'atténuer, de diviſer les humeurs, de débarraſſer le ſang de ce qui peut lui être étranger, & à tout ce qui fait obſtacle à ſa libre circulation ; empêche ſa coagulation & celui de s'accumuler dans les oreillettes du cœur, & d'opérer directement ſur la partie affligée, d'une maniere que l'individu ne s'en trouve point incommodé ; la cure s'opere par les fonctions ordinaires de la nature, ſans échauffer ni porter plus dans un tems que dans un autre, aux ſelles & à la tranſpiration ; la criſe ſe fait ordinairement par les urines. On l'adminiſtre encore avec efficacité dans les maladies des reins & de la veſſie.

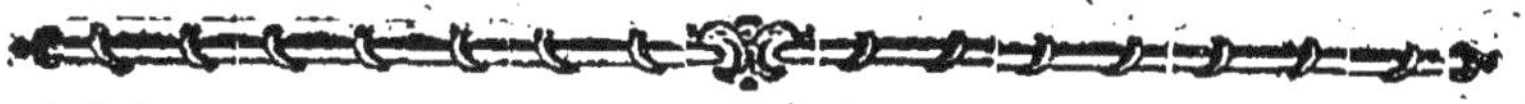

# OBSERVATIONS.

Comme il eſt des tempéramens comme de la différence des individus, on ne doit point s'étonner ſi l'agent agiſſoit, ſoit à pouſſer aux ſelles par l'effet de la premiere & deuxieme priſes qui pourroient agir comme médecine, c'eſt que l'individu auroit l'eſtomac chargé d'humeurs, que l'agent commence à débarraſſer pour agir conjointement avec la nature dans l'adminiſtration des autres priſes.

L'uſage de cet agent a prouvé qu'une ſimple g.... avoit été guérie avec cinq à ſix priſes.

Et la plus compliquée avec neuf à dix.

Ce nombre ſuffit pour les v...... récentes & légeres.

Et la plus invétérée a cédé à quinze & ſeize priſes.

L'exoſtoſe, la carie, &c. &c. ſont les ſymptômes les plus rébelles de cette maladie. Le nombre des priſes a été de vingt-quatre à trente, ſans recourir à l'application des cauſtiques ni inſtrumens tranchans.

Lorſqu'il ſe trouve des B....., on obſervera de n'y appliquer aucune emplâtre. S'ils ſont nouveaux & dans un état de croiſſance, l'uſage ſeul du Soufre d'Or les réſoudra promptement & en peu de temps. S'ils ont acquis toute leur crue ou groſſeur, & qu'ils ſoient diſpoſés à prendre la voie de la ſuppuration, le Soufre d'Or accélerera cette ſuppuration, & ils tomberont d'eux-mêmes en fonte. Dans le cas cependant où l'on verroit qu'ils ne se disposeroient pas à cette suppuration volontaire, il sera à propos d'aider au travail de l'agent par le moyen des cataplasmes émolliens connus.

En cas de maladie du genre ci-dessus, les femmes enceintes peuvent sans risque faire usage de cet agent, au commencement & dans le cours de leur grossesse; l'accouchement sera plus heureux, l'enfant participant au traitement & aux effets du spécifique. Il rétablit les suppressions des lochis accidentels, ainsi que les regles.

Une découverte précieuse & unique pour l'humanité dans l'administration d'innombrables cures, cet agent a fait sortir du corps promptement dans son entier, & vivant, le ver solitaire ou *tenia*, que l'auteur offre aux yeux des curieux qui desireroient le voir. Ce n'est pas dans ce cas le seul exemple qu'il ait opéré sur les maladies vermineuses.

Avant de faire usage du Soufre d'Or, il est bon de prendre pendant trois ou quatre jours, une légere boisson tempérante ou adoucissante, en choisissant dans celles décrites ci-dessus, celles qui passeront bien, & qui conviendront aux facultés de l'estomac. On observera cette même marche dans les jours d'intervalle des prises.

*Nota.* Dans les plaies & autres éruptions cutanées, on se contentera de les laver de tems en tems avec une légere décoction d'orge ou de guimauve, dans laquelle on mettra par chopine d'icelle, deux onces de miel rosat.

# MANIERE DE S'EN SERVIR.

La priſe eſt une poudre couleur lilas-roſe, d'une odeur de maraſquin, ſans goût, du poids de neuf grains, dont l'enveloppe eſt ſignée du nom de l'Auteur en allemand. Cette priſe ſe prend le matin à jeun, obſervant de faire un ſoupé très-léger la veille. On la met dans un peu de gelée de groſeille, de confitures, de ſirop ou de pomme cuite ; ou enfin dans un peu de vin, &c. : immédiatement après l'avoir priſe, on boira un verre ordinaire d'eau ſucrée, d'orgeat, de bouillons amers, de bouillons gras à moitié fait, ou coupé s'il eſt trop fait ; ou bien un verre d'eau de veau ou de poulet, au choix & au goût du malade. Il faut boire pardeſſus à raiſon des doſes ; c'eſt-à-dire, pour la priſe entiere, un verre ordinaire d'une des boiſſons preſcrites, un demi-verre pour la demi-priſe, &c.

L'expérience a démontré que des perſonnes en préférant de prendre la priſe le ſoir en ſe couchant ſans avoir ſoupé, & en buvant pardeſſus un verre des boiſſons dénommées ci-deſſus, & dans l'ordre qui y eſt décrit, que cet agent n'a point dérangé le ſommeil ; & le lendemain il a produit l'effet deſiré, en buvant quelques taſſes de l'une des boiſſons preſcrites, & n'empêche pas de déjeûner avec des choſes ſaines.

Les adultes prendront la priſe entiere. Les perſonnes délicates & d'une foible complexion, partageront les prises en deux. Pour les enfans depuis un an jusqu'à trois, le quart de la prise; depuis trois jusqu'à sept, le tiers ou la demi-prise; & depuis sept jusqu'à douze, les deux tiers ou la prise entiere.

Chaque prise se prend par intervalle de deux, de trois ou de quatre jours, au commencement de l'administration; & sur la fin de la maladie, une seule prise par semaine; la derniere à quinze jours de la cure.

Les personnes adultes qui prendront les prises par quart, ne mettront point d'intervalle; mais par demi-prise, un jour de délai.

## RÉGIME.

Il faut éviter, en usant de cet agent, toutes especes de crudités & alimens mal-sains & de difficile digestion, comme ragoûts, pâtisseries, viandes salées, les liqueurs, les acides & végétaux en coques, tels que haricots, lentilles, &c. Il faut tremper le vin.

On peut vaquer à toutes ses affaires. Cet agent ne demande point de retenue ni sujétion, n'occasionnant aucun désagrément qui force à garder la chambre.

# RÉSUMÉ.

DANS les innombrables cures, on ſe borne ſeulement à rapporter celles faites ſur les lieux par les Gens de l'Art.

Sans faire mention d'ailleurs des immenſes & heureux effets de cet agent en Suiſſe, en Italie, en Angleterre, dans l'Electorat de Trèves, dans les Duchés de Wirtemberg & de Baviere ; à Vienne en Autriche & dans les Hôpitaux du Saint-Pere à Avignon, ſous l'adminiſtration du célébre Docteur Gaſtaldy.

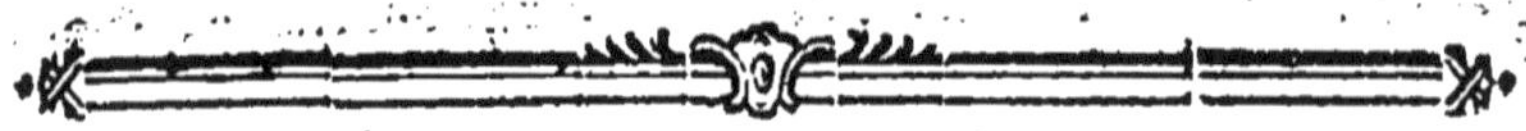

# PIECES JUSTIFICATIVES

*PRÉSENTÉES AU GOUVERNEMENT,*

## SOUS LE MINISTÈRE

## DE MM.

## DE BRIENNES, ARCHEVÊQUE, ET LE B^{ON} DE BRETEUIL.

## N°. I.

*OBSERVATIONS de M. LANGLOIS, Docteur-Régent de la Faculté de Médecine de Paris.*

1°. LA Demoiselle Ch..., dans le Temple, âgée de trente-deux ans, attaquée depuis trois ans d'un ſquirre à la ratte & d'obſtructions au foie & dans les reins, réduite dans un état de maraſme, ne pouvant marcher qu'avec grande difficulté & avec des béquilles, a été guérie après avoir fait uſage de douze priſes du Soufre d'Or, à trois jours d'intervalle; & tout ſon corps a pris de l'embonpoint.

Cette malade étoit abandonnée des Gens de l'Art, & avoit reçu tous ſes Sacremens.

2°. Le ſieur P..., âgé de ſoixante-ſix ans, attaqué d'un dépôt de ſang dans l'intérieur du corps, occaſionné par une chûte, accident qui a produit une maladie très-compliquée: un vomiſſement continuel, fievre ardente & des douleurs dans les reins, a été guéri de ſa maladie, ainſi que de ſes anciennes infirmités, avec six prises, à deux jours d'intervalle.

Ce malade, avant son accident, étoit affligé d'un polype dans le nez, d'un catharre & d'une forte surdité ; & depuis l'usage des six prises, il entend très-distinctement.

3°. La Dame M..., âgée de soixante-dix-neuf ans, affligée depuis trente-deux ans d'un lait répandu, souffrant des douleurs dans tous les membres qui en étoient devenus éminces, a été guérie avec neuf prises, à trois jours d'intervalle ; & tout son corps a pris un embonpoint satisfaisant.

4°. Le sieur D..., âgé de vingt-huit ans, attaqué d'une dartre vive & rongeante dans la figure ; & principalement sur la main gauche, a été guéri avec quinze prises, à deux jours d'intervalle.

5°. La femme du sieur L..., âgée de trente-six ans, attaquée depuis quatre ans d'un polype utérin qui lui causoit une perte continuelle, a été guérie avec huit prises, à trois jours d'intervalle.

Cette malade étoit allée à l'Hôtel-Dieu, où on a voulu lui faire l'opération.

6°. Le sieur G..., Suisse de Monseigneur Comte D'ARTOIS, étoit attaqué de fréquens étourdissemens qui le menaçoient d'apoplexie, avec chaleur d'entrailles, palpitations de cœur & gonflement d'estomac. Tous ces symptômes ont disparu avec cinq prises, à trois jours d'intervalle.

7°. Le sieur S... étoit attaqué d'une fistule dartreuse à l'anus, pour laquelle il avoit déjà subit une premiere opération, & prêt d'en subir une seconde, a été radicalement guéri avec vingt-deux prises, à deux, à trois & à quatre jours d'intervalle.

Ce malade, par enthousiasme, fit part de sa guérison aux Chirurgiens qui lui avoient administré les remedes infructueusement, & fait la premiere opération ; ils lui observerent que sa cruelle maladie pourroit bien ne pas être tout-à-fait détruite, & reparoître par la suite, ce qui le détermina à continuer l'usage du Soufre d'Or pendant deux ans entiers, au nombre de deux cens dix-sept prises. Il s'est marié depuis, & jouit de la meilleure santé.

8°. Le sieur G...., âgé de soixante-douze ans, d'une complexion délicate, étoit attaqué depuis plusieurs années d'une dartre érésipélateuse avec deux ulceres carcinomateux à la jambe droite, qui le mettoit hors d'état de marcher, a été rétabli avec vingt-quatre prises, à deux & à trois jours d'intervalle; quoique sa maladie ait été reconnue par les Gens de l'Art comme inguérissable, & menacé de l'amputation.

9°. Le sieur D.... Officier de Dragons, attaqué depuis trois ans d'une douleur de rhumatisme très-cruelle dans le bras droit, duquel il ne pouvoit faire aucun usage, a été guéri avec quatorze prises, à trois jours d'intervalle.

10°. L'épouse du sieur de L.... étoit attaquée depuis cinq ans de cinq ulceres carcinomateux au sein gauche, d'hémorroïdes très-considérables & douloureuses, & d'une paralysie imparfaite à la suite d'une attaque d'apoplexie, qui la tenoit depuis la tête jusqu'aux pieds du côté droit, & la bouche tirée près l'oreille droite & l'œil du même côté paralysé, a été entiérement rétablie & guérie avec vingt-deux prises, à deux, trois & quatre jours d'intervalle. Ses ulceres se sont fermés à la dixieme. La bouche, ainsi que l'œil, sont revenus dans leur état naturel.

11°. M. de B...., âgé de cinquante-cinq ans, étoit attaqué depuis dix-huit mois d'un asthme convulsif, dont les accès duroient vingt-quatre heures; dans cette triste situation le malade ne pouvoit ni parler ni prendre aucun aliment, ayant la poitrine très-élevée, la respiration gênée accompagnée d'un sifflement si perçant, qu'on l'entendoit à deux cents pas; les yeux gros, animés & à fleur de tête; hors de l'accès, il étoit tourmenté jour & nuit d'une toux seche; il étoit forcé de se tenir assis dans son lit, ne pouvant se coucher sur le côté droit. Ayant en vain consulté les Facultés de Médecine de Montpellier, de Toulouse, de Pau en Béarn, & quelques Docteurs de celle de Paris, a été soulagé en prenant 17 prises du Soufre d'Or de Stahl, par demi-dose à un & deux jours d'intervalle. A la neuvieme sa toux opiniâtre a cessé, & il a pu se coucher librement sur le côté droit, & depuis six mois il n'a eu aucune attaque décidée, tandis qu'il étoit tourmenté tous les quinze jours.

12°. Le fils du ſieur de L···, âgé de douze ans, attaqué d'une dartre croûteuſe à la figure, & d'une humeur pſorique qui lui couvroit toute la tête, a été guéri avec neuf priſes, à deux & trois jours d'intervalle.

13°. Le ſieur M····, âgé de trente ans, attaqué depuis dix-huit mois d'une humeur ſcrophuleuſe ſous le menton, d'un engorgement conſidérable aux glandes maxillaires, & d'une roideur très-douloureuſe dans le côl, a été guéri avec huit priſes, à deux jours d'intervalle.

14°. Le ſieur F···, âgé de trente-ſix ans, attaqué ſubitement d'un relâchement général dans tout le genre nerveux, ſans pouvoir faire aucun uſage ni mouvement de ſes membres, a été entiérement rétabli avec ſix priſes, à deux jours d'intervalle.

15°. La Demoiſelle T···, abandonnée des Gens de l'Art, étoit attaquée depuis deux ans d'un ulcere & d'un abcès dans la poitrine, accompagnés d'une fievre lente & d'une toux continuelle, tant le jour que la nuit; elle vomiſſoit du pus mêlé de ſang tous les matins depuis dix mois; elle éprouvoit auſſi des douleurs lancinantes dans les côtés, & étoit tombée dans un état de conſomption & de maraſme : a été rétablie & radicalement guérie avec douze priſes, à deux, trois & quatre jours d'intervalle.

16°. Le ſieur R···, Suiſſe du Roi au Jardin Royal des Tuileries, avoit un éréſipel boutonneux à l'entour des malléoles du pied droit, a été guéri avec trois priſes, à deux jours d'intervalle.

17°. La femme du ſieur R···, âgée de quarante-cinq ans, attaquée depuis quatre ans d'une colique néphrétique, accompagnée de douleurs continuelles dans les reins, a été guérie avec huit priſes, à deux & trois jours d'intervalle.

18°. Mademoiſelle R···· éprouvoit depuis quatre ans des vomiſſemens continuels accompagnés d'affections nerveuſes, qui lui cauſoient des accès convulſifs imitant les accès épileptiques, & réduite dans un état de maraſme, a été guérie avec dix-ſept priſes, à trois & quatre jours d'intervalle.

19°. Le fils du ſieur M····, âgé de quatorze ans, attaqué depuis

depuis cinq ans d'humeurs ſcrophuleuſes aux deux côtés du col, & les glandes maxillaires conſidérablement engorgées, a été guéri avec vingt priſes, à deux, trois & quatre jours d'intervalle.

20°. Une perſonne à Madame VICTOIRE DE FRANCE, éprouvoit de continuels vomiſſemens, des nauſées, des étourdiſſemens, palpitations de cœur, gonflement d'eſtomac, d'où réſultoit une mauvaiſe & laborieuſe digeſtion, a été guérie de tous ces ſymptômes, avec ſix priſes, à deux & trois jours d'intervalle.

21°. L'épouſe du ſieur H...., attaquée depuis deux ans d'un lait répandu qui lui étoit monté à la tête, & qui s'étoit jetté ſur les yeux & y avoit formé ſur chaque paupiere une loupe de la groſſeur d'un œuf de pigeon, accompagné d'une tumeur laiteuſe par-tout le corps, a été guérie avec douze priſes.

22°. Mademoiſelle C...... étoit attaquée d'un éréſipelle ſi conſidérable, que tout ſon corps ne faiſoit qu'une ſeule plaie, principalement ſur les bras & les mains, deſquels elle ne pouvoit faire aucun uſage, a été guérie avec huit priſes, à deux jours d'intervalle. A la quatrieme elle a eu les bras & les mains libres.

23°. La femme de la V...., attaquée depuis quatre ans d'un lait répandu qui lui a monté à la tête, & a occaſionné une ſurdité complette; elle éprouvoit des douleurs continuelles dans les jambes, & principalement dans les genoux, a été guérie avec huit priſes. A la cinquieme la ſurdité a diſparu entiérement.

24°. M. le Chevalier de B...., Major d'Infanterie, portoit depuis pluſieurs années une dartre polyppeuſe qui s'étoit fixée dans le nez, laquelle lui cauſoit de tems en tems de cruelles démangeaiſons, a été guéri avec huit priſes, à trois jours d'intervalle.

25°. M. le Chanoine de G...., attaqué depuis pluſieurs années d'une dartre milliaire, avec de larges plaques flamboyées de couleur pourpre ſur toute la poitrine, a été guéri avec huit priſes, à trois jours d'intervalle.

26°. Un Conſeiller d'un Prince Souverain, étoit cruellement

attaqué par-tout le corps d'anthrax & clous, & sur les bras, les mains, sur les cuisses & les jambes, a été radicalement guéri avec trente prises, à deux, trois & quatre jours d'intervalle.

## *N O T A.*

On a jugé à propos de ne mettre que le nom des Personnes qui ont été attaquées de maladies métalliques.

27°. Le sieur la Fosse, maître Doreur au mate, âgé de quarante-cinq ans, demeurant rue du Cimetiere Saint-Nicolas-des-Champs, maison du sieur Pâté, marchand Limonadier, attaqué depuis dix mois d'un tremblement convulsif, au point qu'il falloit deux personnes pour le tenir pendant l'accès, ayant la langue paralysée & tout son corps dans un état de bouffissure, ne pouvant faire aucun usage de ses bras ni de ses jambes, & regardé comme perclus de ses membres; sa femme lui donnoit les alimens comme à un enfant. Cet accident reconnoissoit pour cause l'évaporation du mercure, & a été entiérement rétabli & guéri avec douze prises, à trois & quatre jours d'intervalle.

Ce malade, pendant l'usage du Soufre d'Or, a remarqué qu'il rendoit, par les selles & les urines, le mercure en nature.

La triste situation où se trouvoit le malade avant l'usage du Soufre d'Or, est attestée de nous d'après les soussignés, qui savent que c'est après avoir fait usage de douze prises de ce Spécifique, que ledit malade a été guéri radicalement.

Les Sieurs, Pechignier, Bourgeois de Paris, rue de Sartine, N°. 3.

Harrasse, Maître Doreur sur tous métaux, rue Bailleul, Hôtel de Carignan.

P. le Blond, Maître Horloger, rue Saint-Honoré, Barriere des Sergens.

Bréant, Maître Horloger, rue Saint-Martin.

Barançourt, Maître Horloger, rue du petit Lion Saint-Sauveur.

Demoiselle BARADON, Maîtresse Batteuse d'or, rue Saint-Denis.

FONTAINE, Marchand d'Or, Pont-au-Change, au Point du jour.

ZACCONE, Maître Fondeur & acheveur, rue des Cinq-Diamans, maison du sieur Sejournée.

LAMOUREUX, Marchand Orfevre-Jouaillier & Bijoutier, rue Saint-Denis en face de S. Sauveur.

PATÉ, Marchand Limonadier, rue du Cimetiere Saint-Nicolas-des-Champs.

BAYRET, Marchand Epicier, rue Saint-Martin.

GEOFFROY-COSSE, Marchand Orfevre, rue du Cimetiere Saint-Nicolas-des-Champs.

GAUDIN, Marchand Orfevre, rue du Cimetiere Saint-Nicolas-des-Champs.

CORDIER, Metteur-en-Œuvre, rue du Cimetiere Saint-Nicolas-des-Champs.

BRUNAY, Médecin ordinaire du Roi, Médecin du malade avant l'usage du Soufre d'Or.

LANGLOIS, Docteur-Régent de la Faculté de Médecine en l'Université de Paris.

Lesquels attestent tous avoir vu & connu ledit sieur la Fosse, Maître Doreur au mate, perclus de tous ses membres, & dans l'état le plus déplorable & le plus désespéré. Il est actuellement guéri radicalement, ayant tous ses membres libres, sans ressentir aucun tremblement; & il est en état aujourd'hui de travailler comme il faisoit avant la cruelle maladie qu'il a éprouvée.

Ont signé & certifié les Syndics & Députés de la Communauté des Maîtres Doreurs sur métaux, de Paris.

Les Sieurs COCHARD, enclos Saint-Denis-de-la-Chartre.
JACINTE, quai de l'Horloge du Palais.
L'EVESQUE, grande rue de Montmorenci.
FEUCHER, rue de la Feronnerie.
SERVENT, vieille Cour du Palais.

BÉCARD, rue Grenelle Saint-Germain.
VIVIER fils, rue & près l'Égoût Montmartre.
EISENBRANDT, Jardin du Palais-Royal.
GIRARDOT, rue Grénetat.
BRUNA, Médecin ordinaire du Roi.
LANGLOIS, Docteur-Régent de la Faculté de Médecine de Paris.

28°. Le sieur Déres, Maître Doreur au mate, Cour Saint-Martin, maison du sieur Honi, Marchand Tablettier, attaqué de tremblemens, ne pouvant presque point se servir de ses bras, & ayant beaucoup de difficulté à parler, le tout causé par l'évaporation du mercure, a été guéri avec six prises, à deux & trois jours d'intervalle.

29°. Le sieur de la Rue, Maître Doreur sur métaux, Cloître Saint-Méderic, maison du sieur Agniel, attaqué de tremblement causé par l'évaporation du mercure, a été soulagé avec trois prises.

30°. La veuve Dufour, Maîtresse Doreuse sur métaux, rue Saint-Sauveur, N°. 58, attaquée de tremblement & d'une paralysie sur la langue, causée par l'évaporation du mercure, a été guérie avec cinq prises, à trois jours d'intervalle.

31°. Le sieur Labbé, Maître Doreur sur métaux, rue Beaubourg, attaqué de tremblement & d'une paralysie sur la langue, causée par l'évaporation du mercure, a été guérie avec huit prises, à trois jours d'intervalle.

32°. L'épouse du sieur la Fosse, Maîtresse Doreuse au mate, & sur tous métaux, rue du Cimetiere Saint-Nicolas-des-Champs, maison du sieur Paté, Marchand Limonadier, attaquée de tremblement causé par l'évaporation du mercure, auquel accident s'étoit joint un épanchement de lait, a été guérie avec treize prises, à trois jours d'intervalle, avec l'usage des bouillons amers adouci au sirop d'orgeat.

33°. L'épouse du sieur Labbé, Maîtresse Doreuse sur tous métaux, rue Beaubourg, attaquée de tremblement, causé par l'évaporation du mercure, auquel s'étoit joint un épanchement de lait, a été guérie avec 14 prises, à trois jours d'intervalle.

Dans l'Exposé ci-dessus, nous n'avons pas cru devoir nommer les individus qui ont ressenti les bons effets de l'usage que nous leur avons fait faire du Soufre d'Or de Stahl ; les noms & demeures sont entre les mains de l'Auteur de ce Spécifique, qui au besoin pourra citer les personnes, & chez qui on s'assurera de la vérité. Nous nous sommes bornés aussi à n'en rapporter qu'un certain nombre, en ce que l'on sera toujours à même par l'usage du Soufre d'Or, sur-tout, dans toutes les maladies désespérées que nous avons décrites, & notamment celles qui ont pour causes l'épaississement de la lymphe. Nous n'avons pas mis de ce nombre les maladies syphillitiques, que l'on guérit parfaitement par une administration suivie & entendue du Soufre d'Or, en en dirigeant les doses suivant les circonstances, & eu égard à l'âge & au tempérament. Ce traitement étant sans contredit aussi sûr qu'il est doux, les Gens de l'Art n'auront pas de peine à concevoir que par sa qualité fondante, il est susceptible de détruire ce vice ; la preuve que nous avons acquise ne doit pas rester sous silence. C'est la justice que nous devons à l'Auteur actuel de ce Spécifique, & l'hommage que nous rendons à la mémoire du grand Médecin qui en a été l'inventeur.

C'est d'après toutes ces considérations que nous soussigné, Docteur-Régent de la Faculté de Médecine en l'Université de Paris, ancien Professeur de matiere Médicale, de Chirurgie, de Physiologie & de Pathologie aux Ecoles de ladite Faculté.

Certifions que depuis un an nous ferions usage du Soufre d'Or de Stahl dans le traitement de différentes maladies, que loin de nous être apperçu du danger qu'il pourroit y avoir de l'administrer, qu'au contraire nous n'avons qu'à nous louer du succès obtenu, même dans des cas graves & désespérés.

C'est en foi de quoi nous avons signé & arrêté les susdites Cures & Observations, pour valoir ce que de raison.

*A Paris, ce 16 Janvier 1786.*

*Signé* LANGLOIS, D. M. P.

## N°. 2.

Je soussigné, Docteur en Médecine, Médecin ordinaire du Roi, ès Maisons Royales de Bellevue, Meudon, Choisy-le-Roi; ancien Médecin des Armées & des Hôpitaux militaires du roi de Sardaigne, certifie avoir traité & guéri un nombre de malades avec le Soufre d'Or de Stahl : des paralysies, des rhumatismes, des tumeurs froides, des ulceres carcinomateux, des maladies métalliques, des dartres, &c. dont ce remede a réussi, & avec un succès inespéré : En foi de quoi j'ai signé le présent pour servir & valoir ce que de raison.

*A Paris, ce 17 Janvier 1786.*

*Signé* BRUNA, D. en M.

## N°. 3.

### *NOTA.*

On croit pouvoir se permettre seulement ici deux Observations remarquables par leur nature.

*Prem. Observ.* La veuve Belleville, Jardiniere du Château Royal de Fontainebleau, étoit réduite dans un état le plus alarmant, Percluse de tous ses membres depuis un an, dont le caractere principal paroissoit être une humeur rhumatismale & goutteuse, à laquelle s'étoit joint un épanchement de lait, a été guérie avec six prises du Soufre d'Or de Stahl, que lui a procuré *gratis*, le sieur Lando, Valet-de-pied de Madame VICTOIRE DE FRANCE. Après sa guérison, elle se présenta à MESDAMES pour leur témoigner que tous ses accidens étoient disparus comme par enchantement, & qu'elle devoit son rétablissement audit sieur Lando, ce qui fit plaisir à leurs ALTESSES ROYALES, & à leurs Médecins & Chirurgiens qui y étoient présens.

## N°. 4.

*Seconde Obſerv.* Le nommé Polly, de Vienne en Autriche, Piqueur de M. le Baron de Breteuil, Miniſtre d'Etat, avoit une dartre farineuſe ſur la figure, acompagnée d'une loupe qui s'étoit fixée entre les deux yeux, pour laquelle M. de Laſſonne, premier Médecin du Roi, & M. Lorry, Médecin en Cour, furent conſultés, & jugerent de la néceſſité de faire faire l'opération de la loupe; mais le ſieur Grandjean, célebre Oculiſte, obſerva que cette opération occaſionneroit un accident à la vue, eu égard à la préſence de l'humeur dartreuſe. Le malade effrayé vint trouver l'Auteur du Soufre d'Or, qui lui donna huit priſes *gratis*, qui le guérirent de ſa dartre & de ſa loupe. Cette cure s'eſt opérée ſous les yeux même du Miniſtre.

## *N O T A.*

M. Bruna, Médecin ordinaire du Roi, a adreſſé un Mémoire d'Obſervations à M. de Laſſonne, Conſeiller d'Etat, premier Médecin du Roi, en date de Paris le 24 Novembre 1786, du ſuccès prompt & déterminé du Soufre d'Or de Stahl, dont copie eſt ci-après.

## N°. 5.

### *OBSERVATIONS de M.* B*RUNA, &c.*

1°. Le fils du ſieur F....., attaqué depuis ſept ans d'humeurs froides aux deux mains & aux deux pieds, & avoit à chaque partie deux ulceres carcinomateux, accompagnés d'une fievre lente. Pluſieurs Médecins & Chirurgiens lui avoient adminiſtré des remedes infructueuſement; la mere éplorée de l'état de ſon enfant, me pria de le voir : la ſeconde priſe du Soufre d'Or de Stahl lui emporta la fievre, & ſeize priſes le guérirent radicalement.

2°. Le ſieur D....., affecté depuis pluſieurs années d'un ulcere carcinomateux avec plaies, qui entouroit tout le pied jusqu'au-dessus des malléoles. Après avoir beaucoup consulté & fait inutilement tous les remedes qui lui avoient été ordonnés, a été guéri avec vingt prises.

3°. Le sieur C······ portoit une tumeur scrophuleuse qui occupoit tout le bras gauche avec deux ulceres sordides, l'une au *cubitus*, & l'autre au *radius*. Après avoir tenté inutilement plusieurs remedes, il fut conduit à l'Hôtel-Dieu : ceux qui lui furent administrés n'eurent point un succès plus heureux. On déclara alors au malade qu'il n'y avoit point d'autre moyen de guérison que l'amputation. Le malade qui refusa de s'y soumettre vint me trouver ; vingt-quatre prises suffirent pour le guérir & déterger ses ulceres entierement.

4°. Le sieur ·····, principal Commis à l'Hôtel Royal de la Poste, a été guéri, avec dix-huit prises, d'une dartre rongeante qui occupoit toute la cuisse depuis le genou jusqu'auprès de l'aîne, qui s'étendoit sur d'autres parties du corps. Plusieurs personnes de distinction ont été guéries de la même maladie.

5°. Ma fille aînée, Religieuse Ursuline à Chambery, âgée de quarante-six ans, eut des glandes squirreuses au sein ; le Médecin de la Communauté n'ayant pas réussi à les fondre, m'envoya un état de la maladie. Dix-huit prises suffirent pour la guérir.

6°. Je fus appellé à Choisy-le-Roi par la Demoiselle Filleul, Concierge du Château du Roi, pour voir un enfant abandonné. Après plusieurs maladies de coqueluche & de rougeole, dans lesquelles l'enfant avoit perdu beaucoup de sang, il étoit tombé dans une l'encophlegmatie générale. Quatre prises divisées en huit le rétablirent entierement, & on a été généralement surpris de l'effet prompt de ce remede.

7°. La maladie des Doreurs sur métaux avec des tremblemens universels & impossibilité de s'aider d'aucun membre, occasionnés par l'évaporation du mercure, ont été guéris avec cinq, huit, douze & seize prises.

8°. Des enfans qui avoient la teigne, ont été guéris avec huit, dix & douze prises.

9°. Je ne peux nommer les personnes sans nombre qui étoient attaquées de maladies syphillitiques, tant récentes qu'invétérées, & que j'ai guéries en donnant depuis six jusqu'à vingt & vingt-quatre prises.

10°. Les paralysies & les rhumatismes, selon mon expérience, ne résistent point à ce salutaire remede, &c. &c.

## *N O T A.*

Les noms & la demeure des Personnes mentionnées dans l'Observation ci-dessus, sont entre les mains de l'Auteur du Soufre d'Or.

*Signé* BRUNA, D. en M.

## N°. 6.

M. de la Bordere, Conseiller d'Etat, Médecin-Consultant de S. A. R. Monseigneur COMTE D'ARTOIS ; de trois guérisons faites avec le Soufre d'Or, notamment sur son Jardinier attaqué d'une humeur dartreuse qui avoit résisté à tous les remedes, il a également la connoissance de la guérison de M. le Chevalier B·····, Lieutenant-Colonel, attaqué d'un violent rhumatisme dans le bras droit depuis plusieurs années.

## N°. 7.

Feu M. de Lassonne, Conseiller d'Etat, premier Médecin du Roi, a fait administrer sous ses yeux le Soufre d'Or avec le plus grand succès dans des affections dartreuses & scrophuleuses.

## N°. 8.

M. le Docteur Gastaldy ; Médecin du Gouvernement d'Avignon, Comtat Vénaissin, a guéri avec le Soufre d'Or de Stahl, M. l'Abbé de G····, venant exprès de la Cour de Rome, pour se faire traiter d'une humeur de dartre d'un caractere malin ; & un autre particulier guéri d'humeurs scrophuleuses.

## N°. 9.

Le R. P. Potentien de la Maison de Charité de Paris, qui après plusieurs expériences étonnantes par le succès obtenu dans l'administration du Soufre d'Or, notamment dans la maladie métallique, atteste avoir vu des prodiges de ce remède dans différens cas, où il avoit même jugé les maladies incurables, a adopté le Soufre d'Or pour être administré aux malades de ladite Maison de Charité. Il a également guéri un Conseiller au Conseil d'Etat du Roi, attaqué d'une dartre vive & rongeante dans la figure.

*A signé* déclaré véritable, POTENTIEN, de la Charité de Paris.

## N°. 10.

Le sieur Aymon dit la Franchise, de Bordeaux, âgé de quarante ans, Maître Tailleur de pierre, demeurant à l'Hôtel du Desir, fauxbourg Saint-Denis à Paris, attaqué depuis dix-huit mois de maladie scrophuleuse à la jambe gauche, avec des *sinus* fistuleux depuis la partie supérieure jusqu'aux malléoles, en tout seize ulceres de cette espece, accompagés d'une fievre lente, a été guéri avec douze prises. Les trois premieres à un jour d'intervalle, dont la premiere lui emporta la fievre; trois à deux jours d'intervalle, & les six autres prises à trois jours, avec l'usage des bouillons amers adoucis avec le sirop d'orgeat. Ce malade a été pendant trois mois à l'Hôpital Saint-Louis, & a déclaré en être sorti pour éviter l'amputation qu'on devoit lui faire de cette jambe; c'est l'Auteur actuel du Soufre d'Or, qui a fait la cure sous les yeux de M. Bertrand aîné, Chirurgien.

*A signé* certifié véritable, BERTRAND, Chirurgien de la Maison Militaire du Roi.

## N°. 11.

### *OBSERVATIONS de M. BRUNA, Médecin ordinaire du Roi.*

1°. Le fils de feu M. Wan H..., de Courtray en Flandre, âgé de quatorze ans, attaqué dès sa tendre enfance d'humeur scrophuleuse depuis le *sinciput* jusqu'aux malléoles. Ayant fait inutilement tous les remedes prefcrits par les Médecins & Chirurgien, a été guéri radicalement.

2°. Le fieur P·····, attaqué d'humeur fcrophuleufe occupant les glandes maxillaires & celles du col, a été guéri radicalement.

3°. Le fieur D·····, d'Abbeville en Picardie, a été guéri d'humeur fcrophuleufe.

4°. La fille du fieur M·····, a été guérie avec huit prifes d'une humeur fcrophuleufe, occupant le col du pied, & un autre à la premiere phalange du doigt *medius*, avec carie à l'os : il en eft forti plufieurs efquilles.

5°. Le fieur L·····, a été guéri avec vingt-quatre prifes, de deux humeurs fcrophuleufes aux deux mains, traitées infructueufement par feu M. Moreau, premier Chirurgien de l'Hôtel-Dieu, & enfuite par fon fucceffeur : la main droite étoit attaquée de carie.

6°. Le fieur N····, envoyé par le R. P. Potentien de la Charité, a été guéri d'une humeur fcrophuleufe, prenant depuis la partie fupérieure interne du *fœmur* jufqu'à quatre doigts du genou.

7°. Le fieur F·····, chez M. le Marquis de M·····, a été guéri avec vingt-quatre prifes, des humeurs fcrophuleufes aux bras & aux jambes.

8°. Le fils de la Dame C·····, a été guéri d'humeurs fcrophuleufes tout à l'entour des glandes du col.

9°. Mademoifelle de M. M····, rue Mazarine, a été guérie d'humeurs fcrophuleufes.

10°. Le fils de Madame la Marquife de Ch····, ayant été traité par le Chirurgien de la Maifon pendant un an fans fuccès, d'une humeur fcrophuleufe à la main, Madame fa mere confulta le P. Potentien, qui lui confeilla l'ufage du Soufre d'Or de Stahl. En vingt-quatre prifes M. fon fils fut radicalement guéri.

11°. Le fieur N····, Jardinier d'un Seigneur à huit lieues de Paris, envoyé par le P. Potentien, pour une dartre vive & rongeante, occupant le front, les deux tempes, les bras & les jambes, a été guéri radicalement en trente-quatre prifes, aidé [illegible] amers.

12°. Le R. Pere P...., de l'Ordre de Clugny, Célestin, a été guéri d'une dartre vive.

13°. Le sieur Mabille, Bijoutier, Doreur au mate & sur métaux, rue de la Calandre, N°. 42, près du Palais, attaqué de tremblemens convulsifs & la langue paralysée. Cet accident reconnoissoit pour cause l'évaporation du mercure, a été guéri avec dix prises.

14°. M. de la F...... a été guéri avec six prises, d'une affection dartreuse occupant tout le corps.

Je pourrois faire un ample Recueil des guérisons opérées par ce Spécifique, & notamment les maladies syphillitiques sans nombre guéries radicalement avec le Soufre d'Or de Stahl, dont la plupart avoient résisté à plusieurs différens traitemens.

Les noms & la demeure des Personnes mentionnées dans l'Observation ci-dessus, font entre les mains de l'Auteur du Soufre d'Or.

*A Paris, ce 20 Décembre 1788.*

*Signé* BRUNA, D. M.

L'AUTEUR actuel du Soufre d'Or ayant été sollicité par les Gens de l'Art, tant Etrangers que de la Capitale, & autres Personnes de considération, qui ont vu ou ressenti les effets de ce Spécifique, à en donner connoissance au Public, & notamment aux Officiers de Santé, pour que ces derniers, plus à même que tout autre de lui rendre justice en l'employant dans les maladies désignées, & sur-tout dans celles où les autres moyens de la Médecine auroient échoués. L'Auteur, qui connoît les vues louables des Membres de la Faculté Royale de Médecine, est persuadé de la distinction qu'ils feront du Soufre d'Or de Stahl, d'avec les innombrables remedes d'Empyriques qui inondent la Capitale & le Royaume sous différentes formes, que la Société n'est malheureusement que trop victime. Les Gens de l'Art, sachant combien les productions Chymiques & Médicales du célèbre Stahl sont en vénération, apprécierons les vues du petit-Fils qui agit d'après les opinions de ce Grand-Homme, pour faire part à ses Concitoyens d'un Agent pris dans les formules & les manuscrits de son Aïeul, dont il est dépositaire.

## *AVIS.*

POUR éviter toute espece de surprise dans l'usage du Soufre d'Or de Stahl, on est averti que chaque prise ou dose, renfermée dans un petit papier anglois lissé, est timbré en rouge aux armes de Stahl d'un côté, & de l'autre est inscrit : Soufre d'Or de Stahl, surmonté d'une étoile, signé en Allemand de l'Auteur, pareille à celle qu'on trouve en tête de la troisieme feuille d'impression.

Le Soufre d'Or est aisément transportable par lettre, & ne se détériore jamais.

La prise, ou dose, est fixée à 30 sols, & se trouve,

---

*A PARIS,*

Chez M. BERTRAND l'aîné, Chirurgien de la Maison Militaire du Roi, ancien Chirurgien de l'Ambulance des Armées de Sa Majesté en Allemagne, rue du fauxbourg Montmartre, au coin de la rue Bergere, maison d'un Peintre en Équipages, N°. 1.

---

*A AVIGNON,*

Chez M. LOUVEL-BEAUREGARD fils, premier Chirurgien du Gouvernement, Comtat Vénaissin.

---

A *SARREVELINGEN,*

*en Empire, près Sarrelouis,*

Chez M. FICKELSCHERER, premier Chirurgien de M. le Comte régnant de Créanche, Prince du Saint-Empire, Chirurgien reçu au College Royal de Chirurgie de Nancy.

www.ingramcontent.com/pod-product-compliance
Ingram Content Group UK Ltd.
Pitfield, Milton Keynes, MK11 3LW, UK
UKHW020527230726
13925UKWH00005B/2251